GRIGORI GRABOVOI

EXERCÍCIOS DE CONCENTRAÇÃO

Esses exercícios ajudam no desenvolvimento da sua consciência, no desenvolvimento positivo dos seus acontecimentos da vida. Eles ajudam a conseguir uma saúde e harmonia plena com a pulsação do Universo.

D1457372

HAMBURG
2015

Jelezky Publishing, Hamburg

www.jelezky-publishing.com

1ª Edição

Primeira edição em alemão em Abril 2010

© 2015 SVET UG, Hamburg (editor)

Tradução para português: Doris Wiegandt

Edition: 2015-1, 17.06.15

Mais informações sobre os conteúdos:

„SVET Center", Hamburg

www.svet-centre.com

ISBN: 978-3-945549-18-6   © Г. П. Грабовой, 2004

Caros leitores,

Os seguintes exercícios, para cada dia do mês, ajudam a desenvolver a consciência, dirigir nossa vida (nossos "acontecimentos da vida") em um sentido agradável e positivo para regenerar ou manter uma saúde plena e harmonia com a pulsação do Universo. Aconselho reservar diariamente algum tempo para os exercícios aqui descritos.

Para cada dia do mês existem três exercícios que correspondem àquele dia. Através dos exercícios de concentração, está sendo induzido o controle de acontecimentos da vida, usando diversos métodos. Durante o processo de concentração você sempre deve lembrar a meta concreta que quer alcançar. Repetindo, visualizar a meta concreta que se quer alcançar.

O objetivo poderia ser a realização de um acontecimento desejado, por exemplo: a cura de uma doença, o desenvolvimento de um mecanismo para entender os processos mundiais. O mais importante é sempre realizar uma regulação da informação para a salvação geral e o desenvolvimento harmônico. Essa regulação também pode significar uma luta contra a destruição do nível informativo convencional, porque você mesmo tem de fazer o trabalho da salvação.

Na prática, ou seja, no seu nível perceptível, você pode fazer os exercícios de concentração da seguinte maneira:

- Determine mentalmente sua meta de concentração em forma

de uma esfera, por exemplo, uma forma geométrica, será a esfera da meta da concentração.

• Visualize criar seus acontecimentos da vida desejados como a Criação (o Universo) o planejou.

• Durante o processo de concentração – sobre diversos objetos, sobre números concretos ou sobre o reconhecimento da realidade – controle a localização da sua esfera, que contém sua meta.

• Dessa forma você transporta a esfera com a meta através da sua força mental para a área da percepção consciente, que receberá mais luz no momento da concentração.

Porém, isso é apenas uma das variações das formas de concentração. Na prática podemos encontrar muitas outras possibilidades. Obviamente, os métodos que se baseiam na compreensão dos processos mundiais são extremamente efetivos.

No primeiro exercício, para cada dia do mês, concentre-se em um elemento qualquer da realidade externa ou interna.

A segunda parte é composta de uma sequência numérica de sete e uma de nove dígitos.

Na terceira, você pode ler tecnologias para o controle de acontecimentos da vida.

Preste atenção no seguinte: Precisamos entender que a efetividade da nossa concentração depende muito do nosso acesso a essa capacidade de concentração. Abra-se para esse processo criativo. Escute a sua voz interna que lhe transmite o lado prático dessas concentrações.

4

Por exemplo, uma sequência numérica pode ser escrita em uma folha de papel, concentrando-se nela. Na concentração sobre uma sequência numérica de nove dígitos pode-se imaginar estando no centro de uma esfera e os números encontram-se na superfície interna dela. A informação sobre a meta de concentração pode encontrar-se em uma esfera pequena dentro da esfera grande. Concentre-se para identificar o número que brilha mais fortemente. No momento em que um número dessa sequência brilhar mais forte do que os outros o fixe. Em seguida conecte mentalmente a esfera pequena e a meta da concentração com esse número mais brilhante.

Na concentração sobre uma sequência de sete dígitos pode-se imaginar que os números aparecem na superfície de um dado. Você pode manipular os números até que eles tenham o melhor efeito para você. Você também pode agir de forma totalmente diferente. Você pode conectar mentalmente cada número com algum elemento do Mundo interno ou externo. Não é necessário que os elementos sejam sempre os mesmos. Por exemplo, você poderia associar um número a uma árvore, outro número a uma emoção. A decisão é sua. Neste método, os números simbolizam os elementos escolhidos na realidade. Esses elementos reais podem ser sempre físicos como também mentais, ou seja, você pode visualizá-los mentalmente.

As várias tecnologias fornecem possibilidades de controles adicionais.

Você pode mudar a estrutura da sua concentração como também a sintonização nela. Você também pode trocar a correlação simbólica dos números com os elementos da realidade. O resultado é: a efetividade da sua concentração amplia. Assim você pode controlar melhor o tempo necessário para a realização do seu objetivo. E isso é muito importante na vida prática. No lugar, onde se necessita uma salvação instantânea, sua concentração tem de obter um resultado imediato. Mas, quando se trata de um desenvolvimento harmônico, o fator tempo não ocupa um papel muito importante. Importante é assegurar a harmonia do seu desenvolvimento levando em consideração todas as circunstâncias. Exatamente para isso, existem os exercícios de concentração.

Nestes exercícios, tudo tem de ser individual. Cada um deve escolher seu sistema de desenvolvimento. Porém, é importante levar em consideração o seguinte: a escolha do próprio sistema de desenvolvimento não pode ser feita logicamente. Obviamente, você determina suas metas querendo alcançá-las, mas na sua alma existem metas que já foram determinadas antes. Por isso, é possível que metas mais antigas se realizem primeiramente, durante suas concentrações. Essas metas antigas não somente devem ajudar no seu próprio desenvolvimento, mas também no desenvolvimento da sociedade inteira e, durante esse processo, você vai sentir que são exatamente essas metas que precisam ser resolvidas primeiramente. Você vai sentir isso no fundo da sua alma, no nível do desenvolvimento da Criação.

E, quando falamos sobre a concentração, falamos especialmente sobre a harmonia de todo e do todo. Precisamos entender que essa harmonia sempre significa também o elemento da salvação, quando a situação necessita ser influenciada. O objetivo principal da harmonia é assegurar o desenvolvimento dos acontecimentos sem que algo ameaçador possa se desenvolver.

Obviamente, um desenvolvimento harmônico deve ser gerado para a eternidade. Nisso, ajudam os exercícios de concentração para

6

cada dia do mês desenvolvido e comprovado por mim. Praticando esses exercícios de concentração você recebe a harmonia que torna seu caminho de vida feliz e contínuo – você mesmo pode se salvar como também salvar aos outros e viver eternamente.

As concentrações ajudam a influenciar e controlar qualquer situação ativamente e a não permanecer em um estado passivo. Sabendo que, realizando as concentrações para conseguir sua meta, conjuntamente com o processo real da salvação geral e do desenvolvimento harmônico, você recebe da Criação a sua liberdade. E isso gera o desenvolvimento universal geral acompanhado com sua verdadeira felicidade.

Os exercícios de concentração devem ser feitos durante 31 dias. Se você começar os exercícios, por exemplo, em fevereiro que tem somente 28 dias, você continua no 1° de março com o exercício do primeiro dia, ou seja, o dia do mês dos exercícios deve ser o mesmo do calendário. As concentrações podem ser feitas a qualquer hora durante o dia e você mesmo determina a quantidade e o tempo dos exercícios.

Aconselha-se fazer os exercícios tanto sistematicamente como também antes de acontecimentos / situações ou compromissos importantes. Se você acha o primeiro exercício de um dia complicado, poderá passar direto para os seguintes dois exercícios. Mesmo assim, você vai ter um resultado e com o tempo, a primeira parte dos exercícios com os números se torna cada vez mais fácil de fazer e entender. Faça primeiro aquilo que você entende melhor e que você gosta.

Em seguida os exercícios:

Como se trata de temas relacionados à saúde, gostaria de avisar expressamente que esses controles não são "tratamentos" no sentido convencional e, por isso, não limitam ou substituem o tratamento pelo médico.

Em caso de dúvida, siga as informações do seu médico ou de um outro profissional de saúde ou do farmacêutico da sua confiança!

1º dia do mês

1. No primeiro dia do mês concentre-se no seu pé direito. Esse exercício pode ser feito várias vezes por dia. A concentração conecta você simbolicamente com o "pé no chão" do Mundo externo. Mentalmente você se apoia com os pés na terra.

Na sua consciência, a terra representa o apoio e ao mesmo tempo é um ponto da criação.

Por isso, com a ajuda deste ponto de criação, você pode desenvolver imediatamente sua consciência através da concentração nele.

Você percebe que através do mesmo princípio, em que tudo que cresce na Terra e se desenvolve dela, por exemplo, as plantas, também a matéria do seu próprio corpo se desenvolve. Você pode gerar qualquer realidade externa através deste mesmo princípio. A compreensão de tudo isso é a base dessa concentração.

Durante a concentração pense simplesmente no seu pé direito, não necessariamente no seu mecanismo, basta focalizar sua concentração no seu pé direito e imaginar paralelamente o acontecimento desejado na sua consciência. Esse mecanismo da construção da realidade, sobre o que acabei de falar, acontece automaticamente. E você recebe o resultado desejado com harmonia porque o controle gera paralelamente a harmonização dos acontecimentos.

2. Concentre-se intensivamente sobre a sequência numérica de sete dígitos: **1845421**.

Concentre-se intensivamente sobre a sequência numérica de nove dígitos: **845132489**.

3. Concentre-se no Mundo, em todos os objetos do Mundo e sinta que cada objeto do Mundo é uma parte da sua personalidade. Você vai sentir que o sopro do vento lhe "sussura" uma solução vinda de cada objeto deste Mundo. E quando sentir que cada objeto faz parte da sua consciência, você vai ver a harmonia que a Criação nos oferece de presente.

10

2º dia do mês

1. Neste dia concentre-se no dedo mínimo da mão direita. Como no dia anterior, mantenha o objetivo desejado em sua consciência durante a concentração. Em princípio, você não precisa ficar parado durante esse exercício, você até pode movimentá-la, tocar algo com ela. Faça o que acha conveniente.

Importante é o seguinte: Em geral existem muitos elementos acessíveis. Além do dedo mínimo aqui mencionado, existem mais nove dedos nas mãos e muitas outras partes no corpo. Porém, desta quantidade de elementos acessíveis concentre-se agora somente em um, ou seja, no dedo mínimo da mão direita. Assim o controle está sendo harmonizado.

Este exercício também pode ser feito várias vezes ao dia, em intervalos individuais à sua escolha. A duração da concentração pode ser iniciada com 20 segundos e pode ser repetida depois de uma hora aumentando cada vez mais o tempo de duração. Você pode se concentrar duas vezes ao dia, dez vezes ou mais. Você escolhe também a duração da concentração. Confie na sua intuição e escute a sua voz interna. Aprenda a escutar sua voz interior e o que ela quer dizer para você. Isso vale para todos os exercícios.

11

2. Concentre-se intensivamente em uma sequência numérica de sete dígitos:
1853125.
Concentre-se intensivamente em uma sequência numérica de nove dígitos:
849995120.

3. Concentre-se e observe a harmonia do Mundo em conexão com você mesmo. Você tem de criar o Mundo da mesma forma como o Criador o fez. Olhe para o Mundo e você vai ver a imagem daquilo que era. Olhe para esse Mundo e você vai ver a imagem daquilo que será. Olhe para o Mundo e você vai ver como o Mundo está agora e o que você representa neste Mundo agora. Assim o Mundo será eterno para sempre.

3º dia do mês

1. No terceiro dia do mês concentre-se sobre uma planta qualquer que pode ser real, assim como existe na realidade externa. Neste caso, você simplesmente pode olhar para a planta durante a concentração. Você também pode visualizá-la mentalmente concentrandose na figura da planta. Esse exercício de concentração usa o método do espelhamento. Enquanto você se concentra na planta escolhida imagine que seu objetivo desejado espelha-se na luz que envolve essa planta, ou seja, você vê o objetivo realmente na sua frente, você o constrói na sua frente.

O objetivo gerado através deste exercício se torna harmônico, porque a planta já existe harmonicamente neste Mundo.

2. Concentre-se intensivamente em uma sequência numérica de sete dígitos:
5142587.
Concentre-se intensivamente em uma sequência numérica de nove dígitos:
421954321.

3. Observe a realidade e você vai ver que existem muitos Mundos. Escolha aquele Mundo que você precisa, aproxime-se dele e o amplie. Observe este Mundo do ponto de vista de um observador. Aproxime-se dele, coloque suas mãos sobre ele e sinta o calor que este Mundo emana. Traga esse Mundo para você e olhe para o Criador. Veja o que Ele vai dizer para você e escute o seu conselho. Você pode comparar o conhecimento Dele com seu próprio conhecimento e manter assim o Mundo eterno.

4º dia do mês

1. Neste dia, concentre-se sobre cristais ou pedras, pode ser também um grãozinho de areia. Suponhamos que você escolheu uma pedra. Enquanto você se concentra nela, imagine ao redor dela uma esfera. Esta é a esfera informativa. Visualize mentalmente que todos os acontecimentos necessários aparecem nesta esfera. Simplesmente coloque-as dentro dessa esfera. Assim você controla seus acontecimentos através da sua concentração.

2. Concentre-se intensivamente em uma sequência numérica de sete dígitos:
5194726.
Concentre-se intensivamente em uma sequência numérica de nove dígitos:
715043769.

3. Crie o Mundo da forma como se ele fosse eterno e ininterrupto, como se cada movimento dele acontecesse somente para você como personalidade única. Quando você consegue aquela união mundial que lhe fornece métodos concretos de controle sobre esse Mundo, seu Mundo estará em todos os lugares e você irá ao encontro dele. Você vai segurá-lo em suas mãos, e suas mãos se transformarão no Mundo que segura seu Mundo. E você vai perceber que você está

15

tocando o Mundo eterno, com o Mundo de todos os Mundos que vai ser o único Mundo para todos. O Mundo que você escolheu vai ser o Mundo coletivo que todos escolheram. Crie esse Mundo da forma que ele é ideal para todos e para você. Você precisa visualizar o ideal de todas as pessoas, não somente o seu ideal, no seu Mundo unificador universal, como também no Mundo unificador universal do Universo.

Observe o ponto de vista que esses métodos fornecem para você. Eles devem ser harmônicos. Um método tem que se desenvolver de um anterior, igualmente como o segundo parte do primeiro. Se você caminha por uma estrada você percebe que cada passo para frente é o resultado do passo anterior. Você pode se levantar de uma cadeira e perceber que cada movimento pode ser múltiplo. Ele pode se desenvolver do movimento anterior e dele, pode se desenvolver o próximo movimento.

5º dia do mês

1. Neste dia, concentre-se nos elementos da realidade que você está gerando em correlação com os outros elementos. Vou explicar o que isso significa:

Quando você se concentra em algum objeto você faz isso através da sua consciência. Através da conexão com você, esse elemento da realidade possui um certo grau da sua concentração e um certo volume dos seus conhecimentos. Esse objeto transmite uma parte da sua informação e do seu estado energético para os outros elementos da realidade. Parecido com o Sol, que bate em vários objetos e está sendo refletido por eles, iluminando assim outros objetos.

Da mesma forma, a própria concentração sobre algum objeto causa uma transferência de algo dele para o meio externo.

Sua meta consiste em refletir e descobrir o que cada elemento da realidade emana para o meio externo. Obviamente, você pode se concentrar somente em um elemento. Concentre-se nele e visualize paralelamente o resultado desejado. Esse é o método. O interessante é que a concentração sobre o elemento secundário visualizado leva a realização do resultado desejado.

Você vai descobrir através do pensamento lógico, da clarividência ou de qualquer outro método espiritual, o que o elemento escolhido por você transfere para a realidade externa após sua correlação. Enquanto você se concentra no elemento secundário da realidade visualizando paralelamente o acontecimento desejado, você consegue a realização.

2. Concentre-se intensivamente sobre a sequência numérica de sete dígitos:
1084321.
Concentre-se intensivamente sobre a sequência numérica de nove dígitos:
194321054.

3. Quando você olha para o Céu você sabe que a Terra existe. Quando você olha para a Terra você pode visualizar o céu. Quando você se encontra abaixo da Terra, você pode imaginar que o Céu existe acima de você. Estas simples verdades são a fonte do Mundo eterno. Conecte o Céu com a Terra e você vai ver que tudo que existe abaixo da terra também pode existir em cima dela. Vá ao encontro com seu espírito e você vai encontrar aqueles que estão ressuscitando no lugar onde eles existem.

Traga o infinito para a verdade do Mundo e você vai ver que Mundo é infinito. Quando você percebe isso, você está vendo o Criador verdadeiro, porque Ele entregou para você aquilo que você tem e você cria da mesma forma como Ele cria. Ele está muito próximo de você. Ele é seu amigo, Ele ama você. Você simplesmente precisa esticar suas mãos na direção Dele e criar o que Ele cria. Você é a criação Dele e você mesmo é criador. Somente um criador pode gerar criadores. Você tem de estar em harmonia com o Criador. Você tem de estar aberto e assim você vai participar eternamente em todos os aparecimentos e criações. Tudo que você quiser corrigir você poderá fazer para sempre.

18

Tudo o que você quiser criar, você pode criar, onde você está e sempre quando quiser. A eternidade existe para o aperfeiçoamento. Suas atividades estão sendo multiplicadas através das atividades do Criador. Você é aquele ser que o Criador viu em você, o ser que Ele criou dentro de você. Mas, você também é aquele ser que quer que o Criador se encorpore na eternidade com todas suas criações, em que você mesmo está se vendo. O criador dentro de você é aquele Criador que age junto com você em cada ação. Dirija-se a Ele e você receberá harmonia.

6º dia do mês

1. Neste dia, concentre-se no seguinte tema: Transformação da estrutura da consciência conforme a profundeza da concentração através da percepção de objetos distantes.

Este método de concentração ajuda quando você quer que o acontecimento desejado se manifeste em um lugar determinado. A única coisa que precisa fazer é direcionar sua consciência exatamente para esse lugar. Esse método também pode ser usado quando, ao contrário, você não quer que algo aconteça. Neste caso, você precisa dissolver a informação negativa, o que significa: "eliminar o foco" da sua consciência, tirar e desviar a concentração deste lugar. Essa transferência causa a não-realização de um acontecimento ou de uma situação indesejada.

A realização do acontecimento desejado em um lugar determinado pode acontecer através da ajuda da concentração sobre elementos distantes da sua consciência. Já expliquei esse método de controle antes. Neste método usamos os elementos responsáveis da consciência para a percepção de objetos distantes. Assim, você poderá perceber objetos físicos reais como se olhasse com seus olhos físicos ou você pode observar objetos distantes mentalmente. Nos dois casos, você vai usar os elementos distantes da sua consciência. E fixando o acontecimento a ser realizado na sua consciência, ele vai se realizar neste exato lugar.

O importante deste método é: quanto mais distante se encontram as áreas da sua consciência para representar uma informação, melhor

20

elas podem ser processadas e mais completo o acontecimento vai ser realizado no lugar correto.

Em relação às forças destrutivas, podemos usar o método da desfocalização. Desfocalizando sua consciência, você consegue diminuir informações negativas, de tal forma que elas se tornam imperceptíveis, como se elas não existissem mais.

2. Concentre-se intensivamente em uma sequência numérica de sete dígitos:

1954837.

Concentre-se intensivamente em uma sequência numérica de nove dígitos:

194321099.

3. Olhando para o Mundo como se ele fosse "torcido", você deve saber sempre que esse Mundo torcido, errado ou comprimido continua sendo o Mundo da união, da harmonia e da benção. Você precisa entender que atrás de todos os estados "errados", multi-significativos ou não característicos no Mundo existe sempre a benção de Deus. Você sempre pode possuir essa harmonia sabendo que você era, é e será eterno. Nenhuma outra informação vai poder mudar esse desejo de Deus.

7° dia do mês

1. No sétimo dia do mês concentre-se em áreas muito distantes da sua consciência. Na prática isso significa, olhando para núvens ou objetos distantes como, por exemplo, árvores e suas folhas. Para poder materializar algum objeto ou realizar algum aconteci-mento, é necessário processar muitas informações. As áreas mais distantes da consciência ajudam mais rapidamente no processamento da informação. Por isso, quanto mais distantes as áreas da consciência estão, mais rápida as informações podem ser processadas.

O procedimento é o seguinte: Você observa naturalmente uma nuvem ou visualiza-la mentalmente e, paralelamente você constrói na sua consciência o acontecimento desejado em cima desta nuvem (ou alternativamente em uma folha de uma árvore olhando para ela). Usando as áreas mais distantes da consciência, o resultado pode ser alcançado rapidamente. E esse processo acontece harmonicamente, porque a nuvem não pode destruir como também as folhas não pre-judicam ninguém. E como resultado você receberá o acontecimento desejado de forma harmônica.

2. Concentre-se intensivamente em uma sequência numérica de sete dígitos:

1485321.

Concentre-se intensivamente em uma sequência numérica de nove dígitos:

991843288.

3. Você está vendo que o Mundo se desenvolve conforme sua imagem e através da cooperação com a vontade do Criador. Você está vendo que o Mundo é a Criação reconhecida por todos e se você quer transformar o Mundo através das suas ações, elas são a causa de uma benção geral, suas ações se firmam cada vez mais, sua saúde melhora e a benção geral se inicia. A benção geral é a ação do Mundo que te leva para o Reino de Deus e para onde você recebe a vida universal e individual para sempre e eternamente.

8º dia do mês

1. Neste dia, você aprende a controlar concentrando-se em uma sequência de acontecimentos. Imagine que você está no mar e observa um pesqueiro passando rapidamente. Na frente dele a água está calma, atrás dele tem ondas. As ondas foram causadas pelo pesqueiro. Observamos uma folha que cresce em uma árvore. Essa folha também pode ser considerada uma sequela da existência da árvore. Apareceram nuvens e as primeiras gotas de chuva começaram a cair sobre a terra. As gotas de chuva também podem ser consideradas uma sequela da existência das nuvens.

Existem muitos exemplos parecidos ao seu redor. Escolha qualquer um deles e concentre-se em uma das sequelas. Mantenha o acontecimento desejado na sua consciência – e ele vai acontecer!

Este controle é muito efetivo. Através dele, acontecimentos anteriores também podem ser transformados.

2. Concentre-se intensivamente em uma sequência numérica de sete dígitos:
1543218.
Concentre-se intensivamente em uma sequência numérica de nove dígitos:
984301267.

3. Você está vendo que o infinito das linhas do número 8 contém os Mundos dentro dele, os quais você já os encontrou nos sete dias anteriores. E quando seu Mundo se conectar com todos os Mundos, você vai perceber que você tem tanta alegria na sua alma tanto quanto as diferenças existem no Mundo. Recebendo cada partícula do Mundo em forma de alegria geral, você vai ver que a alegria é eterna, igual a benção que também é eterna. E nesta alegria geral, levante as mãos e olhe para a benção de Deus que te chama para a eternidade.

Veja a eternidade onde ela está. Veja a eternidade onde ela não está. Veja a eternidade onde ela sempre esteve e, ali, você se torna criador da eternidade, onde outro ser humano não a enxerga. Quando você viu a eternidade e a criou, você se torna eterno para sempre, em tudo, em qualquer eternidade e em qualquer Mundo. Você é o criador conforme a imagem de Deus e a eternidade cria você conforme a imagem de Deus. Criando a eternidade você se cria. Enquanto você mesmo se cria, você cria o eterno igualmente como o eterno pode criar a outra eternidade e igual ao Criador criou Tudo.

9º dia do mês

1. No 9º dia do mês faça o seguinte: Concentre-se nas áreas mais distantes da consciência e em pontos mais próximos da sua consciência. Isso significa que na concentração, você transfere as áreas mais distantes da sua consciência para áreas mais próximas. Essa transferência deve ser feita assim como a percepção das áreas mais distantes da sua consciência, como se fosse as áreas da consciência mais próximas. Neste caso, você pode fornecer um único impulso para criar qualquer elemento do Mundo.

No momento em que você conseguiu isso, você se tornou um especialista de controle. Basta você estar em um estado mental equilibrado, mentalizando que tudo deveria ser normal e assim tudo vai ser normal. Basta ter um desejo e tudo vai acontecer. Esse impulso unificador que mencionei, desenvolve um estado espiritual muito especial. Esse estado não está conectado com os pensamentos, pois neste momento é melhor não pensar. Pode ser simplesmente uma sintonização, por exemplo, com bondade, com a criação de harmonia. Essa sintonização já causa um desenvolvimento harmônico dos acontecimentos.

Esse método de concentração expressa uma forma especifica de percepção. A percepção está localizada na sua consciência e é uma parte dela. Você vai estruturá-la especificamente, assim ela trabalha da forma como expliquei antes. A sua consciência toca questões profundas de controle através deste método de concentração.

26

2. Concentre-se intensivamente em uma sequência numérica de sete dígitos:

1843210.

Concentre-se intensivamente em uma sequência numérica de nove dígitos:

918921452.

3. Observando o Mundo como se fosse um ser muito profundo no Universo, você vai ver que tudo que existe na natureza, por exemplo, uma planta, um ser humano, um animal, cada molécula ou aquilo que ainda não foi ou já foi criado possui uma única base do Criador que mostrou todos os mecanismos daquilo que foi criado. Uma vez visto como acontece a criação, você mesmo poderá fazê-la.

Descubra isso através do princípio do seu próprio "Eu". Descubra isso através da profundeza do seu "Eu" e você vai ver como seu "Eu" se desenvolve junto com todo o Universo. Você vai ver que seu "Eu" cresce transformando-se no Mundo. Você é o Mundo. Você é a realidade. Observe isso com os olhos do Mundo inteiro.

Observe isso com os olhos do Mundo inteiro, observe isso com os olhos dos outros, observe isso com seus próprios olhos e você vai perceber que seus "olhos" são sua alma. Olhe com sua alma para o Mundo e você vai ver o Mundo como ele é, e como você deve usá-lo para se tornar eterno. Observando o Mundo em você, de si mesmo e fora de você, você sempre vai conhecer o caminho.

10° dia do mês

1. Neste dia, concentre-se em todos os objetos da realidade externa que você pode abranger paralelamente com um único impulso de percepção. Você se programa para perceber em um único momento todos os objetos acessíveis para sua percepção. O resultado disso é que você se torna consciente de todos esses objetos externos.

Obviamente, no início dessa prática sua percepção vai perceber as informações desses objetos somente parcialmente. Aceite isso por enquanto assim. A meta final desse trabalho é a percepção plena de todos os objetos. No decorrer do tempo você vai conseguir isso cada vez melhor. No início dessa percepção momentânea, você vai receber minúsculas informações de cada objeto como, por exemplo, a imaginação de que esses objetos existem em algum lugar. Na verdade, basta encontrar o ponto certo da concentração e sintonizar-se nele para receber a informação sobre o objeto.

Neste momento, você vai conseguir perceber qualquer objeto e acessar todas as áreas do controle. E como você aprende a perceber muitos objetos simultaneamente neste método de concentração, você vai poder processar uma grande quantidade de informação. Vou dar um exemplo concreto: suponhamos que você está em frente de um computador. Olhando para ele, você sabe imediatamente como usá-lo e o que vai conseguir através dele.

Este tipo de concentração vai ajudá-lo a receber informações sobre qualquer objeto, como também controlar essa informação. O acesso para o controle pode ser lógico ou não, ou seja, no nível espiritual.

28

2. Concentre-se intensivamente em uma sequência numérica de sete dígitos:
1854312.
Concentre-se intensivamente em uma sequência numérica de nove dígitos:
894153210.

3. Juntando dois números, no caso aqui o 1 e o 0, você enxergou o Mundo primeiro como se o número 0 estivesse contido no número 1. Observando o número 1 e aumentando o valor dele até juntar o número 0 para conseguir o número 10, você está fazendo uma atividade. Sua ação e sua atividade têm que ser harmônicas. Você tem que entender que todas as suas ações qualitativas e quantitativas, e cada manifestação pode ser aumentada significativamente. Você é a manifestação do Mundo. Harmonize o com aquilo que você está vendo. Observe-se a si mesmo e seus pensamentos. Você tem de estar onde está, você tem de estar onde não está, você tem de estar em todos os lugares, porque você é o criador. E sua harmonia precisa se tornar eternidade. A ressureição é um elemento da eternidade. A imortalidade também é um elemento da eternidade. Você tem de encontrar a eternidade verdadeira para você mesmo, onde a imortalidade e a ressureição são apenas coisas específicas da eternidade. Você tem de ser o criador de todos e de tudo. Você tem de saber e imaginar exatamente aquilo que está por trás da ressureição e da imortalidade, a imortalidade verdadeira. A imortalidade verdadeira gera o próximo estado da eternidade, o próximo estado do Mundo e o próximo estado da personalidade. Você tem de estar disposto e saber sempre que outras metas, as metas geradas da eternidade geradas antes de você, gerarão novos Mundos, os quais você cria na sua consciência.

E esse Mundo é aquilo que você sempre vai possuir quando você se torna eterno, porque você já é eterno, igualmente como 1 mais 0 resulta em 10. Sua imortalidade está contida em você, você é eterno e imortal, basta se conscientizar disso. Vai para esse nível da ação intelectual, igualmente da conexão do 1 e do 0 e você vai receber a imortalidade e todas as suas ações, em todas as suas aparições e em todos os seus passos.

Até aqui, vocês receberam exercícios de concentração para os primeiros 10 dias. Em princípio, você poderia desenvolver outras concentrações até o final do mês. Isso poderia ser desenvolvido através do comando fundamental. Portanto, vou seguir explicando as outras concentrações de forma abreviada.

11° dia do mês

1. No 11° dia do mês concentre-se sobre os acontecimentos que se manifestam através da correlação entre animais e seres humanos. Por exemplo, você tem um cão, um gato ou um passarinho – talvez um perequito ou uma arara? Reflita sobre o sentido profundo atrás desses contatos com os animais, ou seja, tanto do ponto de vista nosso como do deles.

Conscientizando-se dos processos de pensar e de percepção de outros participantes na vida, isso ajuda a acessar a estrutura do controle da realidade inteira.

2. Concentre-se intensivamente em uma sequência numérica de sete dígitos:
1852348.
Concentre-se intensivamente em uma sequência numérica de nove dígitos:
561432001.

3. Da mesma forma como você aumentou 10 vezes o número 1 juntando o número 0, você recebe o próximo número adicionando o número 1. O número 11 representa a incorporação do seu Mundo interno que todos podem ver. Você é o Ser que todos os outros sempre estão vendo. Cada um dos outros pode receber para si sua experiência harmônica, a qual você está fazendo no decorrer do seu desenvolvimento. Compartilhe sua experiência e você vai receber vida eterna.

12º dia do mês

1. Neste dia, concentre-se sobre os aparecimentos com os quais pode aparecer a questão do Todo. Por exemplo, uma pena cai de um ganso ou de um cisne. Neste caso, concentre-se sobre o que poderia ser feito para devolver a pena para seu lugar. De que forma ela poderia ser devolvida? Tente entender como o todo uno poderia ser criado ou re-criado!

Outro exemplo: uma folha cai de uma árvore. O que poderá ser feito para que a folha volte para seu lugar na árvore e os dois voltando assim para seu estado principal? Aqui, trata-se de uma concentração sobre a junção de elementos separados, da realidade em um todo uno, o qual representa a norma. Praticando essa concentração, você controla os acontecimentos. Durante essa concentração, como também em todas outras, você também pode usar você mesmo como objeto da observação. Você pode regenerar qualquer um dos seus órgãos.

Uma vez uma mulher me consultou. Ela tinha sofrido uma histerectomia. Você pode imaginar o que isso significou para uma mulher? Usei os mesmos princípios e o método que você já conhece – essa mulher possui novamente um útero funcional e saudável ...

2. Concentre-se intensivamente em uma sequência numérica de sete números:
1854321.
Concentre-se intensivamente em uma sequência numérica de nove dígitos:
485321489.

3. Una-se com o Mundo, com aquilo como você percebe o Mundo nas suas ações e você irá perceber que estas ações sempre harmonizam com você em todos os lugares, ou seja, com o Ser do Mundo.

Você vai perceber que Deus quer a união conosco quando Ele nós dá Sua benção. Nós devemos estar unidos onde Deus nós dá desenvolvimento. A união com Deus é onde existe desenvolvimento. A união está sendo gerada em cada desenvolvimento divino construtivo, em cada momento da sua atividade. Você se movimenta e se desenvolve em direção à eternidade, e isso vai ser sua união com o Criador para sempre, dentro do seu desenvolvimento eterno. A eternidade da vida é a união verdadeira com o Criador.

13º dia do mês

1. Neste dia, concentre-se em algum elemento singular da realidade. Suponhamos que você está percebendo algum objeto como, por exemplo, um caminhão, uma palmeira ou uma pedra. Não importa de que objeto se trata. O importante é que você separe conscientemente alguns fragmentos desse objeto escolhido. Por exemplo, um caminhão pode ser imaginado, construído de muitas peças separadas. Sua meta aqui é descobrir correlações entre as peças. No momento que você encontra estas correlações, mantendo paralelamente o acontecimento desejado na sua consciência (por exemplo, a cura de alguém ou conseguir desenvolver a clarividência), você consegue realizar esse acontecimento. Dessa forma, você pode aperfeiçoar suas possibilidades de controle da realidade.

Estou lembrando que podemos agir dessa forma, com todas as formas, exceto da forma do ser humano. Esse tipo de concentração nunca deve ser feita com o corpo humano. O ser humano sempre deve ser percebido de forma holística. Isso é uma lei!

2. Concentre-se intensivamente em uma sequência numérica de sete dígitos:
1538448.
Concentre-se intensivamente em uma sequência numérica de nove dígitos:
154321915.

3. Você vai ver os rostos daqueles que o Mundo construiu antes de nós. Você vai ver os mecanismos que o Mundo construiu antes de nós. Você vai ver o Mundo que existiu antes de nós. Você vai sentir que você sempre existiu e vai transferir esse sentimento para estes rostos. Com estes sentimentos, você vai construir novamente os mecanismos. E você vai perceber que tudo o que foi copiado artificialmente ao seu redor ou que foi criado pela natureza é o Criador. Ele incorpora naquilo que você está vendo. A incorporação é o Mundo que está sendo criado neste momento.

Assim, você pode encontrar diversas tecnologias espirituais, intelectuais, técnicas ou de qualquer outra forma. Porém, sempre se trata de um desenvolvimento criativo. Observe esse desenvolvimento como se fosse um desenvolvimento de qualquer elemento da realidade e informativo existente em todos os lugares e você vai perceber aquele Ser que simultaneamente é sua alma, sua personalidade e seu Criador. A individualidade do Criador e tudo que foi criado por Ele gera a base da harmonia mundial e essa harmonia está em tudo, é para sempre e está sempre compreensível. O Criador que criou você individualmente criou todos simultaneamente. Da mesma forma, você vai criar o Mundo individualmente e simultaneamente para todos, para todos os tempos e todas as dimensões.

14º dia do mês

1. Neste dia, concentre-se nos movimentos dos objetos ao seu redor. Observe-os e questione-se porque a nuvem se movimenta, porque está chovendo, porque passarinhos podem voar, porque tudo isso acontece? Tente encontrar o sentido da informação de tudo isso. Concentrando-se assim e mantendo o acontecimento desejado na sua consciência, você vai conseguir o resultado desejado. Simultaneamente você está aperfeiçoando a arte do controle.

2. Concentre-se intensivamente em uma sequência numérica de sete dígitos:
5831421.
Concentre-se intensivamente em uma sequência numérica de nove dígitos:
999888776.

3. Neste dia, você deve perceber suas mãos e como elas espelham a luz da vida. Você deveria ver seus dedos espelhando a luz das mãos. Neste dia, olhe para seu corpo que brilha na luz clara do Criador que, por sua vez, brilha para todos na luz clara do amor, da bondade e da saúde e que brilha na luz clara dos meus ensinamentos sobre a vida eterna.

Neste dia, você pode sentir meus ensinamentos sobre a vida eterna e entrar mentalmente em contato comigo. Obviamente, você pode entrar em contato comigo em qualquer outro dia e em qualquer outro estado de consciência. Você sempre pode pedir o que quer receber para a vida eterna e para a criação geral. Procure-me e receberá ajuda. Porém, você também pode contatar você mesmo e receber aquilo o que recebeu ou desejou de mim. Você pode vivenciar esses conhecimentos, usar e mostrá-los para outros. Neste dia, você pode estar em harmonia comigo, da mesma forma como pode estar em harmonia comigo em qualquer dia desejado.

Quando o tempo não está sendo mais medido como tempo e espaço, você sempre pode entrar em contato comigo e pedir ajuda, pedir um diálogo, pedir um acontecimento ou simplesmente querendo conversar comigo. Você está livre, livre como sempre foi. Torne isso uma lei para você, divulgue essa lei e você vai receber a vida eterna ali onde estou. Você vai receber a vida eterna onde todos estão. Você vai receber a eternidade onde tudo existe para sempre. Esse princípio sempre vai ser autêntico e verdadeiro para todos, ele já é verdadeiro e autêntico para todos, e todos vocês já são aqueles que estão na eternidade, porque vocês já são a eternidade.

15º dia do mês

1. No segundo dia do mês você se concentrou no dedo mínimo da mão direita. No 15º do mês você pode se concentrar em uma outra parte do seu corpo, por exemplo, outro dedo ou unha etc. A escolha é sua e a concentração vai ser idêntica como no segundo dia (página 4).

2. Concentre-se intensivamente em uma sequência numérica de sete dígitos:
7788001.
Concentre-se intensivamente em uma sequência numérica de nove dígitos:
532145891.

3. Neste dia, você pode sentir o prazer de Deus que nos deu o intelecto superior que, por sua vez, está grato a Deus que o criou. Para a criação de cada um dos seus elementos e para a criação de um estado que pode espelhar o Universo inteiro, porque Deus é sempre presente em tudo. Conforme esse princípio, você também pode sentir gratidão na sua correlação com a planta e o animal, como também com outras pessoas e seu amor. Você vai observar que você também está sendo amado. O amor contém construtividade, bondade e penetra em tudo.

O Criador também é o amor geral que cada um pode alcançar e que alcança todos. Este é o Criador que encorpora o Mundo na sua aparência. Você é a aparição do amor do Criador, porque Ele também é o amor em correlação com você. Desde o princípio, você recebeu a dádiva do Criador e você mesmo é o criador, porque Ele criou você como um deus-criador eterno. Você deve ir para onde Ele está – e Ele está em tudo. Você deve ir para onde Ele te chama e Ele te chama para todos os lugares. Ele está onde você está. Ele está onde você está. Você está no movimento do Criador. Você é a encorporação da Sua eternidade – segue os cuidados do Criador. Ele criou o Mundo eterno com todas suas conexões e você verá que o Mundo está sendo criado eternamente. Você verá que o Mundo encorpora o eterno de você. Você é o criador que cria todo o eterno e o Criador criou você de forma eterna enquando Ele criou o Mundo eterno.

16º dia do mês

1. Neste dia, concentre-se nos elementos da realidade externa com os quais seu corpo entra em contato. Nós russos, lembramos-nos desde a nossa infância o bonito provérbio "Sol, Ar e Água são nossos melhores amigos". Conscientize-se nesta concentração, sobre como você poderia agir junto com esses amigos.

Concentre-se no calor que os raios solares emitem. Sinta-os tocando em você e sinta o calor deles. Sinta um leve vento envolvendo você. Sinta seu sopro, também podem ser rajadas de ventos mais fortes ou nenhum vento. E se por acaso, está muito quente, com uma umidade do ar muito alta, sinta paralelamente calor, ar e água nas suas bochechas. Você também pode sentir o efeito refrescante da água tomando banho ou nadando.

Essa concentração também pode ser realizada na época fria do ano e você fica com o rosto descoberto. E na época quente, especialmente no verão na praia, seu corpo inteiro pode gozar o contato com o Sol, o Ar e a Água. E você pode ainda completar o contato com a Terra.

Esta concentração é muito importante, porque você entra em correlação consciente com os elementos da natureza. Obviamente essa prática pode ser feita diariamente. Enquanto você mantém o acontecimento desejado na sua consciência durante a concentração, você vai realizá-lo.

2. Concentre-se intensivamente na sequência numérica de sete dígitos:
1843212.
Concentre-se intensivamente na sequência numérica de nove dígitos:
123567091.

3. Sinta a harmonia onde ela está, porque ela está sempre em todos os lugares. É a harmonia do Criador. Sinta a harmonia onde ela está e estará. Esta é a harmonia do seu desenvolvimento. Sinta a harmonia onde ela está, onde estava e onde estará e onde ela não estava, onde ela não existe e onde ela sempre estará. Essa é a harmonia da transformação. A transformação para a vida eterna. Em todos os lugares entre em contato consigo mesmo, sinta a harmonia em todos os lugares e você verá como ondas de alegria e amor se expandem partindo da sua harmonia. Você verá que vai harmonizar o Mundo para sempre no seu estado eterno de firmeza.

17º dia do mês

1. Neste dia do mês, concentre-se nos elementos da realidade externa que te envolvem conforme teu ponto de vista. É o espaço ao teu redor, o Sol, a Lua, as constelações estelares que você conhece, e tudo que existe na sua imaginação. Concentre-se em algum destes elementos mantendo, como sempre, o acontecimento desejado na sua consciência.

2. Concentre-se intensivamente na sequência numérica de sete dígitos: **1045421**.
   Concentre-se intensivamente na sequência numérica de nove dígitos: **891000111**.

3. Observe atentamente a ressuscitação de tudo. Você vai ver, que a regeneração do Mundo é a realidade em que você vive. Você vai se sentir no Mundo eterno. Continue andando neste caminho e você perceberá que ele está te chamando. Continue andando neste caminho e você verá o Criador, que é eterno e você vai gozar da sua eternidade. E este prazer é a eternidade da vida. E o Criador é aquele que criou você. Seu amor é ilimitado e sua simplicidade confiante. Ele é simples e transparente da forma como você o imagina, como você já o imaginou no seu passado. Ele é bondoso e construtivo, da mesma forma como você já o havia imaginado no seu passado. Ele é o seu Criador e te mostra o caminho. Ande no caminho dele, porque o caminho Dele também é o seu caminho.

18º dia do mês

1. Neste dia concentre-se sobre objetos estáticos. Isso pode ser um prédio, uma mesa ou uma árvore. Escolha aquilo que gosta. Agora você precisa encontrar o sentido individual do objeto escolhido. Isso significa que você precisa entender o que esse objeto significa para você. Essa é a concentração.

A partir de agora não vou lembrá-lo mais de manter o acontecimento desejado na sua consciência durante as concentrações para poder controlá-lo.

2. Concentre-se intensivamente na sequência numérica de sete dígitos **1854212**.
Concentre-se intensivamente na sequência numérica de nove dígitos **185321945**.

3. Vá a um lugar aonde tenha pessoas. Vá a um lugar onde alguma coisa está acontecendo. Você trabalhará onde existe resistência. E no momento que você perceber isso, a resistência se torna transparente, suas forças diminuirão e você vai ver o Mundo da eternidade, mesmo enquanto ainda existe resistência. Vá e esteja em todos os lugares onde queira estar. Você pode estar em todos os lugares. Você pode abraçar o Mundo inteiro da prosperidade e por isso, você está lutando com a resistência da vida eterna. A resistência cai e você verá a luz da vida eterna assimilando-a. Assim, será sempre e para todos os tempos na eternidade.

44

19º dia do mês

1. No 19º dia do mês concentre-se nas imagens da realidade externa, em que algo que existia na sua totalidade e se transforma em elementos separados. Um exemplo poderia ser uma nuvem que se transforma em gotas de chuva. Outro exemplo poderia ser a copa de uma árvore cheia de folhas que se transforma em inúmeras folhas caídas ao chão.

Durante essa concentração, tente encontrar leis que inibem estes acontecimentos (gotas de chuva, folhas caindo). Este é o sentido desta concentração.

2. Concentre-se intensivamente na sequência numérica de sete dígitos: **1254312**.
Concentre-se intensivamente na sequência numérica de nove dígitos: **158431985**.

3. A luta do espírito para conseguir seu lugar verdadeiro neste Mundo, bem como a luta da alma para encorporar o Criador, terá o resultado que seu intelecto e sua mente tenham controlado. Sua consciência será parte da consciência universal e, essa parte será a consciência geral. Você será aquele ser que realmente é. Sua eternidade aparecerá nas suas observações, suas reflexões tornam-se-ão eternidade, seus pensamentos tornar-se-ão o Mundo eterno. Você estará onde está como também onde não está. Você sempre vai estar aí apesar do o Mundo ser composto de intervalos de tempo. E onde você estará, o intervalo de tempo se tornará Mundo e o espaço conectará

45

com a eternidade. O tempo terminará e você estará se movimentando. Você estará no tempo eterno, você sentirá o tempo eterno e, este tempo, virá a você. Cada momento do seu tempo parece uma eternidade. Sinta a eternidade em cada momento e você verá que ela já está à sua disposição.

20° dia do mês

1. Neste dia, você se concentra em áreas distantes da sua consciência. Sua missão é ajudar outras pessoas. Imagine que você precisa explicar algo para uma pessoa que ela não sabe e nem entende. Sabemos que, em princípio, cada ser humano já possui todos os conhecimentos, que na alma dele já está tudo contido desde sempre. Por isso, seu dever é ajudá-lo a entender a informaçõ que ele já possui.

Conscientizar-se dos conhecimentos contidos na própria alma está correlacionado com a compreensão verdadeira.

Acordar uma pessoa para que ela possa perceber a informação necessária contida na sua alma é mais fácil através de áreas muito distantes da sua consciência. E para acessá-las, o caminho mais fácil também é através das áreas mais distantes da própria consciência.

Através desse exercício, você já está participando ativamente no programa de salvação. Em seguida, explicarei exatamente o necessário para a concentração. Sua concentração tem de ser feita de uma forma que resulte imediatamente em um efeito positivo e garanta um desenvolvimento positivo para todos. Isso, independentemente do lugar onde as outras pessoas se encontram. Fisicamente, elas podem estar muito distantes de você, mas mesmo assim elas recebem sua ajuda. Esse exercício de concentração também pode ser denominado "concentração para um sucesso em geral". Isso significa que, graças ao seu trabalho, o desenvolvimento de situações concretas tomará um rumo positivo.

Se desejar e, especialmente no início das práticas, poderá ser combinado outro exercício: Você se concentra em objetos distantes como o Sol, os Planetas, as estrelas ou constelações. Mesmo não podendo vê-los com seus próprios olhos, tente entender o que estes objetos significam em relação às informações.

2. Concentre-se intensivamente na sequência numérica de sete dígitos:
1538416.
Concentre-se intensivamente na sequência numérica de nove dígitos:
891543219.

3. Observe o Mundo a partir do ponto mais alto da sua consciência, do ponto mais profundo da sua alma e com a paixão mais profunda para o bem estar geral. Observe o Mundo como se estivesse sendo criado ainda e crie o Mundo como ele está agora. Porém, enquanto você cria o Mundo como ele está, transforme o estado dele com todos os males, para um estado melhor. Para um estado da geração criativa e vida eterna.

Você verá que os males não são males, mas uma compreensão errônea do Mundo. Entendendo o Mundo corretamente da forma como o Criador o entregou para você, você verá o Criador está em todos os lugares e a exatidão também. Precisamos apenas fazer um passo na direção disto, não negar as circunstâncias existentes e sempre e sempre se direcionar na direção correta. Assim você verá que o Mundo se organizou novamente. Você verá que o Universo agora é seu Universo. Você verá o Criador satisfeito com você e perceberá que você também é Criador, podendo criar em todos os lugares, sempre e eternamente. Desta forma, você será o ajudante do Criador e de qualquer um. Você, igualmente ao Criador, cria o Criador e neste momento você alcança um ponto da união de todos.

Esse ponto de união de todos é a sua alma. Sua alma cria esta luz da vida. O brilho da sua alma te chama para as Alturas e para todos os lugares. O brilho da sua alma é o Mundo em si. Você vê o Mundo porque sua alma o vê. Você vê a alma porque você possui os olhos da alma. Observe-se de todos os lados e você vai ver a união geral com o Mundo, com todo o Mundo, que existe em todos os lugares e para sempre. Seu pensamento é o pensamento do Mundo. Seu conhecimento é o conhecimento do Mundo. Divulgando esse conhecimento pelo Mundo, você distribui a luz da sua alma e você verá a vida eterna naquele estado em que você se encontra nele. Você verá que a vida eterna já está há muito tempo com você. Ela sempre existiu e sempre existirá. Você é a vida eterna!

21° dia do mês

1. No 21° dia do mês, concentre-se intensivamente em sequências numéricas retrógadas. Exemplo: 16, 15, 14, 13, 12, 11, 10. Os números devem se encontrar entre 1 até 31 (número máximo dos dias do mês). Assim, você tem 31 números à sua disposição. Escolha os números intuitivamente.

2. Concentre-se intensivamente na sequência numérica de sete dígitos:
8153517.
Concentre-se intensivamente na sequência numérica de nove dígitos:
589148542.

3. Observe um rio descendo uma montanha. Observe o degelo da neve. Depois disso, visualize as imagens mentalmente. Você perceberá que sua visualização é idêntica às imagens vistas com seus próprios olhos. Você perceberá que sua consciência não está diferente do seu corpo e você verá, como sua alma constrói seu corpo. Não esqueça este conhecimento, transmitindo-o em cada segundo para os outros, criando assim a eternidade partindo do momento. Dessa forma, você se construirá eternamente sem fazer esforço, como se estivesse vivendo em outras épocas. E justamente este construir permanente, é a vida eterna. Construa ao seu redor outros objetos, através do mesmo princípio. Construa Mundos. Crie alegria, semeie a semente e gere assim o pão. Forneça instrumentos e máquinas que não destruam e você verá que está vivendo neste Mundo, que é sua dádiva mostrar que o Criador e sua consciência se expressam através das máquinas. Pare a máquina quando ela começar a te ameaçar.

Regenere o corpo quando ele está doente. Realize a ressuscitação quando alguém faleceu, não aceite que alguém morra. Você é o Criador, você é o gerador. Pegue, use e caminhe em harmonia com o Mundo. Em harmonia com tudo que cria, em harmonia com o que ainda vai ser criado em toda a eternidade do Mundo e em harmonia consigo mesmo.

22º dia do mês

1. Neste dia, concentre-se em elementos da realidade que se caracterizam através da reprodução permanente. Por exemplo: A eternidade – ou o conceito do espaço infinito. Gostaria de lembrar a você novamente que mantenha o acontecimento desejado na sua consciência, enquanto você está se concentrando.

2. Concentre-se intensivamente na sequência numérica de sete dígitos:
8153485.
Concentre-se intensivamente na sequência numérica de nove dígitos:
198516789.

3. Sua alma já é uma estrutura desenvolvida como também é uma que pode ser reestruturada. Olhe para você e observe como sua alma está sendo gerada e veja como ela está sendo regenerada. Você encontra sua alma no momento da regeneração. Abra seu Mundo e observe onde o Criador se regenerou, observe o mecanismo da regeneração e você verá o amor. O amor é aquilo que traz Luz para o Mundo. O Mundo se constrói através do amor. O amor sempre existe e sempre existiu. Observe quem criou o amor e você mesmo verá a si mesmo. O amor que pertence a você é você, que pertence

52 © Г. П. Грабовой, 2001

ao amor. Constrói com amor, constrói com bondade, constrói com grande alegria da vida e da felicidade em comum e você verá aquela alegria que todas as pessoas ao seu redor também estão vendo.

Observe a alegria nas pessoas ao seu redor e seu coração se encherá com felicidade. Esteja na felicidade, esteja na harmonia e a felicidade trará a eternidade para você. Olhe com seus olhos eternos, olhe com seu corpo eterno, olhe com seu olhar eterno para seus parentes e presenteie-os com a eternidade.

Olhe através da sua eternidade para todas as pessoas e presenteie-as com a eternidade. Olhe através da sua eternidade para o Mundo e para seu meio externo e presenteie-os com a eternidade. O Mundo vai florir tornando-se uma flor que floresce eternamente. E essa flor será seu Mundo e o de todos. Você viverá e sua felicidade será infinita.

23º dia do mês

1. Neste dia, concentre-se sobre o desenvolvimento de todos os elementos da realidade no sentido de realizar as metas divinas.

2. Concentre-se intensivamente na sequência numérica de sete dígitos:
8154574.
Concentre-se intensivamente na sequência numérica de nove dígitos:
581974321.

3. Observe o Mundo, o precisa ser feito para ele? Observe seus assuntos cotidianos, observe suas emoções. Está vendo como suas emoções estão correlacionadas com os assuntos. Porque você olha para frente, porque você está sendindo isso, porque você está se sentindo assim e não diferente? Porque a palavra "diferente" não pode existir neste Mundo, porque ele é homogêneo e múltiplo na sua homogeneidade. Porque a palavra "homogeneidade" significa multiplicidade.

Perceba a natureza dos acontecimentos concretos. Observe-os por todos os lados. Observe seu corpo e regenere-o mentalmente. Observe sua consciência e transforme-a para uma consciência que consegue resolver todas suas questões. Observe sua alma e perceba que tudo isso já existe ali desde sempre.

24º dia do mês

1. Concentrando-se neste dia, você vai gerar qualquer objeto da figura humana, por exemplo, um vídeo K7, uma caneta ou uma planta. Você deve perceber qual elemento do corpo humano compõe um vídeo K7, de que forma precisa compreender a figura humana para poder gerar qualquer outro objeto.

2. Concentre-se intensivamente na sequência numérica de sete dígitos: **5184325**.
Concentre-se intensivamente na sequência numérica de nove dígitos: **189543210**.

3. Você percebeu a realidade como ela é. Você chegou à realidade que se mostrou como realidade. Observe todos os dias, do primeiro dia até o 24º dia, e você perceberá que seu amor é infinito. Observe o Mundo e autobserve-se; você está olhando com amor. Observe a emoção enquanto você a constrói, como uma criatura eterna e você chegará no amor e na eternidade. Você chegará e ficará aí para sempre. O Criador – seu Deus – criou-te como ser que ama. Você é a criação divina e você ama. O amor é a vida e a vida é o amor.

Viva seu amor, não importando onde você esteja. Forneça amor para os lugares que você quer. Amor não se expressa em palavras, amor não se expressa por emoções. Mas a sua ação é o amor.

25° dia do mês

1. Neste dia, concentre-se nos objetos de sua escolha. É importante se concentrar em vários objetos para poder compará-los. Junte alguns dos objetos de concentração que têm algo em comum: por exemplo, um gravador de vídeo ou uma K7 podem ser correlacionados com um grupo, porque eles se completam. O gravador de vídeo e a K7 também podem representar um grupo, do ponto de vista de serem produtos eletrônicos semelhantes.

Também é possível agregar no mesmo grupo padrões de objetos iguais, por exemplo, dois livros diferentes. Porém, distinguindo os dois livros através do seu conteúdo ou seu tema, eles podem ser correlacionados a grupos diferentes. Sua imaginação não tem limites. Você simplesmente pode sentar-se na sua casa, olhar ao seu redor e usar os objetos encontrados.

2. Concentre-se intensivamente na sequência numérica de sete dígitos:
1890000.
Concentre-se intensivamente na sequência numérica de nove dígitos:
012459999.

3. Seus pensamentos conectar-se-ão consigo mesmo. Receba seus pensamentos como se fossem espelhamentos. Olhe para você da mesma forma como olha para os outros. Olhe para você da mesma forma como olha para cada um. Olhe para você quando observa o galho de uma árvore, a folha de uma planta, o sereno ou a neve na janela. Você vai ver aquilo que é eterno. Você vai ver que você é eterno.

26° dia do mês

1. Neste dia, você vai aprender observar paralelamente o Todo e suas partículas – a totalidade e o detalhe. Essa concentração ajuda desenvolver essa capacidade. Você poderá perceber o Todo e suas partículas com um único olhar.

Suponhemos que na sua frente está um rebanho de bois. Você está vendo o rebanho inteiro e paralelamente você consegue se concentrar em uma única vaca, tentando entender o que ela está pensando e como será o seu desenvolvimento. Através do mesmo princípio, você poderá observar um formigueiro inteiro concentrando-se simultaneamente em uma única formiga.

2. Concentre-se intensivamente na sequência numérica de sete dígitos:
1584321.
Concentre-se intensivamente na sequência numérica de nove dígitos:
485617891.

3. Leve em consideração que você está se desenvolvendo permanentemente. Perceba que seu desenvolvimento é eterno. Descubra o que significa eterno. Porque cada movimento é eterno, cada ob-

58

jeto é uma encorporação da eternidade, cada personalidade é eterna e cada alma representa inúmeras eternidades.

Vai da eternidade homogênea para a eternidade múltipla e você perceberá que existe somente uma eternidade para todos. Dessa forma, você entra na sua alma e percebe que você é o criador daquilo que necessita.

Use esse conhecimento para criar tudo e você verá, que tudo foi criado através de você. Use esse conhecimento também para criar seu corpo e você compreenderá que seu corpo pode se regenerar a qualquer momento. Usando o conhecimento para a saúde e cura de outros, você ganhará experiências correspondentes.

A cura de outros é uma experiência específica. A regeneração de tudo é sempre uma boa experiência para você. Quanto mais se cria o bem, a alegria e a felicidade, mais instrumentos de controle para sua consciência você receberá eternamente.

Amplie sua consciência para o estado exato da eternidade. Onde ela se amplia, ultrapasse-a. Ultrapasse a eternidade no infinito e perceba-se como incorporação do Criador. Você cria onde a eternidade está começando a se ampliar. Você, como criador da eternidade, controla a eternidade que sempre vai se subordinar a você.

27° dia do mês

1. No 27° dia do mês faça a mesma concentração como no 9° dia, porém, complete a cada elemento desejado um desenvolvimento infinito.

2. Concentre-se intensivamente na sequência numérica de sete dígitos:
1854342.
Concentre-se intensivamente na sequência numérica de nove dígitos:
185431201.

3. Ajude àqueles que necessitam de ajuda, como também aqueles que não a necessitam. Ajude a você mesmo quando precisar de ajuda e quando não precisar. Observe a palavra "ajuda" na sua forma mais abrangente, como também "bondade" como encorporação de ajuda. Você é "bondoso" e ajuda. Você é o criador e traz ajuda.

Cada ato da sua criação também ajuda você. Tudo que foi criado por você, também é ajuda para você. Você tem inúmeros ajudantes da mesma forma que você ajuda inúmeras pessoas. Você está conectado com todos, você sempre ajuda os outros e eles te ajudam.

Ajude a sociedade para conseguir a prosperidade através da ajuda mútua. Dê para todos a felicidade e você se encontrará na harmonia

60

mundial mútua. Deus é o Criador que criou tudo que está ao seu redor.

É tudo que você criou e é a incorporação de Deus em tudo que foi criado.

A incorporação de Deus, que te criou aparece na sua alma, a qual recebeu a infinidade da vida através da compreensão verdadeira do Mundo dentro do próprio desenvolvimento. A infinidade da vida é a infinidade do Criador. Para poder viver infinitamente, precisamos criar até o infinito e se renovar até o infinito. Porém, para poder criar infinitamente, não precisamos fazer muito porque já fomos criados para a eternidade para sermos criativos infinitamente. Aja assim, que cada pensamento, cada um dos movimentos e cada uma das suas ações gerarão a eternidade.

61

28º dia do mês

1. Neste dia do mês, use a mesma concentração como no 8º dia, mas com uma diferença importante:

Provavelmente você já percebeu, que no dia anterior, no 27º dia, foram somados os números 2 + 7 = 9. Porém, agora a situação está diferente. O número 28 está composto dos números 2 e 8. Neste caso, multiplicamos 2 x 8 = 16. Ou seja, duplicamos o número 8 e por isso repetimos a concentração do 8º dia.

Essa concentração deve ser modificada um pouco. Principalmente algo dentro de você precisa se modificar, por exemplo, seu ponto de vista nessa concentração. Fazer a mesma concentração e encontrar algo novo, observando isso de outro ângulo. Sua compreensão e percepção, destas concentrações, devem se ampliar permanentemente. Este é um processo criativo que estimula seu desenvolvimento.

2. Concentre-se intensivamente na sequência numérica de sete digitos:
1854512.
Concentre-se intensivamente na sequência numérica de nove dígitos:
195814210.

3. Observe a forma como você enxerga o Mundo. Observe o Criador da mesma forma como Ele te observa e compreenda o que Ele quer de você. Observe Seu olhar e você o enxergará. Você verá que o Seu olhar do também vai para coisas muito distantes no Mundo e seu dever é controlar essas coisas do Mundo.

Você precisa harmonizar tudo que aparece. Esse é seu dever principal. Você precisa gerar e criar Mundos que sempre permanecerão em harmonia. Porque, o Criador já o criou, Ele já fez e o seu dever é seguir esse caminho, porque você foi criado conforme a imagem Dele, da mesma forma como o Criador foi criado.

O Criador se criou a si mesmo, mas Ele também criou você. Crie-se a si mesmo e crie todos os outros. Dê prosperidade para todos e terá o Mundo que foi criado para você, para todos e para o Criador. Crie para o Criador, porque Ele criou você. E por isso, tudo que você cria também está criando para o Criador.

63

29º dia do mês

1. Neste dia, concentre-se de forma geral: dê uma olhada em todas as concentrações anteriores, do primeiro dia até o 28º dia. Porém, precisa percebê-los com um impulso. Isso é importante! Você capta o caminho percorrido do último mês em um único momento da percepção. Paralelamente, você vai analisando seu trabalho. Neste dia, você cria uma plataforma para o trabalho do próximo mês. Tudo o que você fez até agora pode ser imaginado em forma de uma esfera colocando-a numa linha reta infinita, cujo início contém também o próximo mês. Assim você não somente cria uma plataforma para o próximo mês, mas também para seu desenvolvimento eterno.

2. Concentre-se intensivamente na sequência numérica de sete dígitos:
1852142.
Concentre-se intensivamente na sequência numérica de nove dígitos:
512942180.

3. Observe o Mundo com seus próprios olhos. Observe o Mundo com todas as suas emoções. Observe o Mundo com todas as suas células. Observe o Mundo com todo o seu corpo e com tudo que enxerga e com tudo que você é. Observe o Mundo e a si mesmo – e olhe para dentro de você.

64

Observe o Mundo com o conhecimento que o Mundo existe ao seu redor, que ele o envolve. Observe a realidade que garante a vida. Observe a realidade que garante a eternidade e você verá que aonde você olha existe somente essa realidade, aquela que garante a eternidade e a vida.

O Criador dessa realidade é Deus. E Deus, que criou essa realidade, criou a vida eterna. Ele vê você como você mesmo se vê e Ele vê você como você não se vê. Ele é seu Criador. Ele é seu Deus.

30º dia do mês

1. Neste dia, você vai fazer a concentração em cima da sua plataforma. Essa concentração vai ser a primeira pedra de construção para seu trabalho do próximo mês.

Concentre-se na harmonia do Mundo. Você tem que vê-la, encontrá-la, alegrar-se e admirá-la. Você fica admirado de quê forma o Criador criou tudo tão perfeitamente. Isso significa que você admira a harmonia do Mundo que está sendo criado através da plenitude do Criador.

2. Concentre-se intensivamente na sequência numérica de sete dígitos:
1852143.
Concentre-se intensivamente na sequência numérica de nove dígitos:
185219351.

3. O princípio com o qual você construiu todos os dias anteriores é muito importante neste dia, porque o fevereiro, que somente tem 28 ou 29 dias, transfere esses últimos dois dias para o primeiro e segundo dia do próximo mês.

Isso mostra exatamente o ciclo eterno da vida. Encontre a eternidade em todas as harmonizações anteriores. Encontre a eternidade neste exemplo simples, porque um mês tem 30 dias, outro – o fevereiro – 28 ou 29 dias e somente através desse mês de fevereiro existe a unificação do número 30 com 1 e 2. A unificação dos números com os diferentes princípios se expressam através da união e do princípio em comum.

Encontre o princípio comum em tudo, em cada elemento informativo, encontre o princípio comum mesmo onde à primeira vista não existe. Encontre-o onde é óbvio e onde ele aparece imediatamente. E você verá, perceberá e sentirá pleno espiritualmente.

31º dia do mês

1. No 31º dia do mês concentre-se nas áreas específicas de cada volume.

Suponhemos que em algum lugar está crescendo uma árvore. Você sabe que embaixo dela é terra, acima e ao redor dela é ar. Todas essas áreas específicas se unem na sua consciência da forma, no qual você observa a reconstrução eterna da vida.

A vida é eterna. Você deveria perceber isso. Enquanto observa a redondeza, pense nisso, sinta isso e se dissolva nisso e a verdade chegará a você: SIM, A VIDA É ETERNA!

2. Concentre-se intensivamente na sequência numérica de sete dígitos:
1532106.
Concentre-se intensivamente na sequência numérica de nove dígitos:
185214321.

3. Neste dia, concentre-se em si mesmo. Você está absolutamente e totalmente saudável e todos ao seu redor também. O Mundo é eterno. Todos os acontecimentos da vida são criativos. Você vê tudo sempre positivamente e tudo ao seu redor é sempre estimulante.

Gostaria de fazer mais alguns comentários ao respeito dos exercícios anteriores:

Repito, é você quem determina a quantidade de concentrações e

68

sua duração.

É você mesmo que tem que decidir qual resultado é o mais importante, neste momento, e o que você quer conseguir mais fortemente.

Se você quer receber um resultado desejado dentro de um tempo determinado, adicione esse tempo à sua meta de concentração. Lembre-se que todos os exercícios são criativos. Eles estimulam seu desenvolvimento.

Através desses exercícios, você vai crescer espiritualmente, que consequentemente ajudará a realizar outras concentrações já num nível mais elevado, garantindo mais ainda seu desenvolvimento etc.

Esse processo é infinito. Você perceberá em pouco tempo que sua vida está se transformando no sentido positivo.

Para falar a verdade, você mesmo começou transformá-la, você mesmo começou a assumir o controle da sua vida.

Esses exercícios ajudam no desenvolvimento da sua consciência, dos acontecimentos da sua vida em um sentido positivo. Você está ajudando a você mesmo a alcançar uma saúde perfeita e harmonia plena com a pulsação do Universo.

Anotações

Cara leitora, caro leitor,

Os seguintes exercícios para cada dia do mês ajudam a desenvolver uma consciência para controlar nossa vida (nossos "acontecimentos de vida") em um sentido agradável para conseguir e manter a saúde total e harmonia com a pulsação do Universo. Aconselho dedicar-se algum tempo por dia para fazer os exercícios descritos aqui.

-    Através dessas concentrações você vai crescer espiritualmente e

69

com isso, terá ajuda para realizar futuras concentrações num nível mais elevado, garantindo mais ainda seu desenvolvimento.

- Esse processo é infinito. Você perceberá em pouco tempo que sua vida se transformará, num sentido positivo.

- Para falar a verdade, você mesmo começou transformá-la, você mesmo começou a assumir o controle da sua vida.

- Esses exercícios ajudam no desenvolvimento da sua consciência, dos acontecimentos da sua vida num sentido positivo. Você está ajudando a você mesmo a alcançar uma saúde perfeita e harmonia plena com a pulsação do Universo.

Grigori Grabovoi

Notes

CPSIA information can be obtained at www.ICGtesting.com
Printed in the USA
BVOW05s0415220616

453022BV00009B/116/P